Natalika Kraft

BESSER LEBEN OHNE GALLENBLASE

*Ihr Wegweiser fürs Essen
und Wohlfühlen*

IMPRESSUM

Natalika Kraft wird vertreten von:

Natalya Cernov
Thüringer Str. 47
73207 Plochingen
Lik.Verlag@gmail.com

Angaben und Hinweise in diesem Buch wurden von der Autorin sorgfältig überprüft, jedoch wird keine Garantie übernommen. Die Autorin und Herausgeber können für eventuell auftretende Fehler oder Sachschaden nicht haftbar gemacht werden.

Designend by LikVerlag
Besser leben ohne Gallenblase - Ihr Wegweiser fürs Essen und Wohlfühlen

Natalika Kraft

BESSER LEBEN OHNE GALLENBLASE

Ihr Wegweiser fürs Essen und Wohlfühlen

INHALT:

Willkommen auf Ihrem Weg zu einem gesünderen Leben ohne Gallenblase.

Dieser Ratgeber: Ihr essentieller Begleiter für die ersten Wochen ohne Gallenblase", ist darauf ausgelegt, Ihnen während der ersten kritischen Wochen nach der Gallenblasenentfernung zur Seite zu stehen.

Dieses Buch kombiniert wichtige Informationen mit einem integrierten Tagebuch, das Ihnen hilft, Ihre Ernährung, Symptome und Ihr allgemeines Wohlbefinden täglich zu überwachen.

In diesem Ratgeber finden Sie kompakte Informationen zu den notwendigen Ernährungsumstellungen, Tipps zur Symptomkontrolle und Anleitungen zur Stressbewältigung, die speziell auf Ihre Bedürfnisse nach der Operation abgestimmt sind.

Das integrierte Tagebuch bietet Ihnen die Möglichkeit, Ihre Fortschritte zu dokumentieren, Veränderungen zu reflektieren und Ihren Heilungsprozess aktiv zu gestalten.

Nutzen Sie dieses Buch als Ihren persönlichen Wegweiser, um besser zu verstehen, wie Ihr Körper auf die Entfernung der Gallenblase reagiert und wie Sie Ihre Gesundheit durch bewusste Lebensstilentscheidungen fördern können. Beginnen Sie jetzt Ihre Reise zu einem vitalen Leben ohne Gallenblase – informiert, vorbereitet und optimistisch.

Einleitung

Willkommen zu Ihrem neuen Abenteuer – Leben ohne
Gallenblase! Wenn Sie glauben, dass Ihr Leben ohne dieses
kleine, birnenförmige Organ langweilig oder problematisch
werden könnte, dann haben Sie noch nicht die köstlichen Seiten
dieses Buches aufgeschlagen. "Besser leben ohne Gallenblase:
Ihr Wegweiser fürs Essen und Wohlfühlen" ist nicht nur ein
Ratgeber – es ist Ihr neuer bester Freund in der Küche und
darüber hinaus.

Sie fragen sich vielleicht: "Kann ich wirklich ohne Gallenblase
glücklich leben?" Die Antwort ist ein lautes und klares "Ja!" –
und das mit einem Schuss Humor und einer Prise Kreativität,
die in jedem Kapitel dieses Buches verstreut sind. Egal ob Sie
ein Frühstücksfanatiker sind, der nach der perfekten
gallenblasenfreundlichen Omelette sucht, oder ein Snack-
Liebhaber auf der Jagd nach dem ultimativen
Verdauungsförderer – wir haben für jeden etwas im Angebot.

Durch dieses Buch führen wir Sie durch die Tücken und
Freuden eines Lebens ohne Gallenblase, mit praktischen Tipps,
die so leicht verdaulich sind wie die Mahlzeiten, die wir
vorschlagen. Also schnallen Sie sich an (oder besser: schnallen
Sie sich los), denn es wird eine informative und schmackhafte
Reise!

Verstehen der Gallenblase und ihres Einflusses

Die Gallenblase: Ein kleiner Held im Verdauungscomic

Beginnen wir mit einer kurzen Würdigung unseres kleinen, aber hart arbeitenden Organs – der Gallenblase.

Was ist die Hauptfunktion der Gallenblase im Verdauungssystem?

Eingebettet unter der Leber, hatte diese birnenförmige Tasche die ehrenvolle Aufgabe, Galle zu speichern und zu konzentrieren, die von der Leber produziert wird. Denken Sie an die Galle als den Reiniger, der nach einer fettreichen Mahlzeit zum Einsatz kommt, um das Fett in kleinere, verdauungsfreundliche Teile zu spalten. Ohne die Gallenblase muss die Leber direkt ins kalte Wasser springen, indem sie die Galle ohne Zwischenstopp direkt in den Darm pumpt. Wenn Sie also das nächste Mal einen Cheeseburger genießen, denken Sie daran, wie Ihre Gallenblase hart arbeitet, um diesen in kleinere, leichter verdauliche Stücke zu zerlegen.

Wie hilft die Galle, die von der Gallenblase freigesetzt wird, bei der Verdauung von Fetten?

Galle wirkt wie das beste Spülmittel gegen Fett auf Ihrer Lieblingstasse – sie bricht die großen Fettpartikel in der Nahrung in kleinere Tröpfchen auf, die dann von Enzymen im Darm leichter abgebaut werden können. Ohne diese Unterstützung wäre es für Ihren Körper viel schwieriger, die reichhaltigen und fetten Lebensmittel zu verarbeiten.

Warum sagt man der Gallenblase Lebewohl?

Es gibt einige Gründe, warum Ärzte sich entscheiden, die Gallenblase zu entfernen – ein Prozess, der als Cholezystektomie bekannt ist. Gallensteine, die kleine kristalline Einwohner sind, die sich gerne in der Gallenblase niederlassen, sind oft die Übeltäter. Sie können Blockaden verursachen, die zu Schmerzen, Entzündungen und anderen verdauungsbedingten Beschwerlichkeiten führen. Wenn die Gallenblase mehr Probleme als Nutzen bringt, ist es an der Zeit, sie zu verabschieden.

Leben ohne Gallenblase: Ein flüssiger Übergang?

Jetzt, wo die Gallenblase weg ist, muss die Galle direkt von der Leber in den Dünndarm fließen. Das klingt nach einer effizienten Lösung, aber es gibt einen Haken: Die Galle ist nicht mehr so konzentriert, wie sie es einmal war. Das bedeutet, dass die Verdauung von Fetten eine Herausforderung sein kann, besonders direkt nach der Operation. Aber keine Sorge, Ihr Körper ist ziemlich anpassungsfähig. Mit der Zeit lernt er, mit dieser neuen Situation umzugehen, auch wenn es zunächst etwas holprig sein kann.

Welche häufigen Probleme können zur Entfernung der Gallenblase führen?

Gallensteine sind die häufigsten Party-Crasher, die Probleme in der Gallenblase verursachen können. Sie können Entzündungen, Schmerzen und Blockaden verursachen, die manchmal so unangenehm werden, dass die einzige Lösung darin besteht, die Gallenblase zu entfernen.

Was versteht man unter einer Cholezystektomie und warum wird sie durchgeführt?

Eine Cholezystektomie ist ein schicker medizinischer Ausdruck für die chirurgische Entfernung der Gallenblase.
Dieser Eingriff wird oft durchgeführt, wenn Gallensteine, Entzündungen oder andere Erkrankungen der Gallenblase so problematisch werden, dass sie das allgemeine Wohlbefinden beeinträchtigen.

Kurz- und Langzeitfolgen der Entfernung

Wie die Verdauung von Fetten beeinflusst wird, wenn keine Gallenblase mehr vorhanden ist?

Ohne Gallenblase müssen Sie Ihre Fettverdauung neu denken. Die Leber gibt die Galle direkt in den Dünndarm ab, allerdings ohne die praktische Konzentrierung, die die Gallenblase bereitgestellt hat. Das kann zu Beginn zu einer Party voller Verdauungsbeschwerden führen, bis Ihr Körper lernt, effizient damit umzugehen.

Kurzfristig könnten Sie nach der Entfernung der Gallenblase einige Veränderungen bemerken. Dazu gehören Verdauungsstörungen, ein Wechsel von Verstopfung zu Durchfall und eine gewisse Empfindlichkeit gegenüber fetthaltigen Lebensmitteln. Langfristig jedoch stellen sich die meisten Menschen erfolgreich auf ihr Leben ohne dieses Organ ein.

Welche kurzfristigen Verdauungsprobleme können nach der Entfernung der Gallenblase auftreten?

In den ersten Tagen nach der Operation kann es zu einem Festival der Verdauungsunannehmlichkeiten kommen: Blähungen, Durchfall und ein insgesamt rebellischer Darm sind keine Seltenheit. Diese sind in der Regel vorübergehend, während sich Ihr Körper an die neue Situation anpasst.

Die gute Nachricht? Sie müssen nicht auf alles verzichten, was Sie lieben. Es geht darum, zu lernen, wie man sich anpasst und das Beste aus der Situation macht. Und genau dabei wird Ihnen dieses Buch helfen – mit praktischen Tipps und köstlichen Rezepten, die zeigen, dass das Leben ohne Gallenblase immer noch voller Genuss sein kann.

Wie passt sich der Körper langfristig an das Fehlen der Gallenblase an?

Ihr Körper ist ziemlich clever und lernt mit der Zeit, auch ohne Gallenblase effizient zu arbeiten. Die Leber übernimmt mehr Verantwortung, indem sie Galle direkt ausscheidet, und Ihr Darm passt sich an, um Fette besser zu absorbieren, selbst ohne die konzentrierte Galle.

Warum ist es wichtig, die Ernährung nach einer Gallenblasenentfernung anzupassen?

Nach dem Adieu Ihrer Gallenblase kann es sinnvoll sein, Ihre Ernährung etwas zu modifizieren, um Ihrem Verdauungssystem zu helfen. Weniger Fett und leicht verdauliche Mahlzeiten können Ihrem Darm helfen, sich ohne die extra Hilfe der Gallenblase zurechtzufinden.

Können Personen ohne Gallenblase noch immer Fette verdauen und wenn ja, wie?

Ja, auch ohne Gallenblase ist die Verdauung von Fetten möglich. Die Leber produziert weiterhin Galle, die direkt in den Darm gelangt.

Es könnte etwas ruppiger sein als mit Gallenblase, aber mit einigen Anpassungen und einem verständnisvollen Umgang mit Ihrer Ernährung können Sie weiterhin Fette konsumieren.

Welche Rolle spielt die Leber im Verdauungsprozess nach der Entfernung der Gallenblase?

Die Leber wird zur Hauptakteurin in Ihrem Verdauungsdrama, wenn die Gallenblase nicht mehr da ist. Sie muss jetzt direkt und kontinuierlich Galle in den Dünndarm liefern, was bedeutet, dass sie ohne Pause arbeitet, um sicherzustellen, dass die Verdauung reibungslos verläuft.
Mit einem besseren Verständnis für die Rolle und den Verlust Ihrer Gallenblase sind Sie nun bereit, die Kontrolle über Ihre Ernährung zu übernehmen.
Machen Sie sich bereit, denn im nächsten Kapitel tauchen wir tief in die Welt der gallenfreundlichen Ernährung ein!

Grundlagen der Ernährung ohne Gallenblase

Neuanfang in der Küche: Ihre Ernährung neugestalten

Herzlich willkommen in Ihrem neuen kulinarischen Leben nach der Gallenblase! Keine Sorge, auch ohne dieses kleine Organ können Sie weiterhin ein Festmahl genießen. Es geht nur darum, ein paar kleine, aber wichtige Anpassungen vorzunehmen. Dieses Kapitel führt Sie durch die Grundlagen einer gallenblasenfreundlichen Ernährung, die nicht nur Ihrem Bauch, sondern auch Ihrem Gaumen Freude bereiten wird.

Die neue Normalität: Weniger Fett, mehr Freude

Beginnen wir mit dem offensichtlichen Schurken in unserem Ernährungsdrama: den Fetten. Ohne die Gallenblase wird die Verdauung von Fetten etwas komplizierter. Aber keine Panik, das bedeutet nicht, dass Sie alle Fette von Ihrer Speisekarte streichen müssen. Es geht vielmehr darum, die richtigen Fette in den richtigen Mengen zu wählen.

- Schlechte Fette: Reduzieren Sie gesättigte Fette und Transfette, die in vielen Fast-Food-Gerichten und verarbeiteten Snacks zu finden sind.

Ohne die Gallenblase in der Nähe, um die Galle bei Bedarf freizusetzen, ist es wichtig, dass Sie Ihre Fettaufnahme überwachen. Zu viel Fett auf einmal kann eine Party veranstalten, auf die Ihr Verdauungssystem nicht vorbereitet ist. Stellen Sie sich das vor wie eine Party, zu der alle gleichzeitig und hungrig eintreffen, aber es gibt nicht genügend Teller oder Stühle!

Fettarme Ernährungstipps:

- Portionskontrolle: Beginnen Sie mit kleineren Portionen, besonders bei fetthaltigen Speisen.
- Leichte Fette wählen: Bevorzugen Sie gesunde Fette wie Olivenöl, Avocados und Nüsse in moderaten Mengen.
- Auf das Timing achten: Verteilen Sie die Fettaufnahme gleichmäßig über den Tag.

Kennen Sie Ihre Verbündeten: Lebensmittel, die Ihre Verdauung unterstützen

Ballaststoffe: Ihre neuen besten Freunde

Ballaststoffe sind ein wahrer Held in der Ernährung, besonders wenn Sie ohne Gallenblase leben. Sie helfen, die Verdauung zu regulieren und können Schwankungen in der Verdauung, wie sie nach der Entfernung der Gallenblase auftreten können, mildern.

Gallenfreundliche Superfoods:

- Lösliche Ballaststoffe: Hafer, Äpfel und Leinsamen sind

ausgezeichnet, um Ihren Darm sanft zu unterstützen.
- Unlösliche Ballaststoffe: Vollkornprodukte und Gemüse helfen, Ihren Verdauungstrakt in Bewegung zu halten.
- Vollkornprodukte: Ein echter Freund für einen langsamen und stetigen Energiefluss.
- Gemüse: Reich an Nährstoffen und Ballaststoffen, halten sie Ihr Verdauungssystem glücklich.
- süßes Obst: Natürlich süß und voller Vitamine, sind sie die perfekten Snacks.

Vermeidung von Verdauungsstörungen: Was Sie meiden sollten

Bestimmte Lebensmittel können für Menschen ohne Gallenblase besonders herausfordernd sein. Es kann hilfreich sein, Lebensmittel, die bekanntermaßen Blähungen oder Verdauungsbeschwerden verursachen, zu meiden oder nur in Maßen zu genießen.
- Beispiele: Blumenkohl, Kohl und sehr scharfe Gewürze könnten auf der Problem-Liste stehen.

Flüssigkeiten: Ihre geheime Waffe

Wasser ist Ihr neuer bester Freund. Es hilft, Nährstoffe effizient zu transportieren und Abfallprodukte aus Ihrem Körper zu spülen. Ziel ist es, täglich mindestens acht Gläser Wasser zu trinken, um die Verdauung zu unterstützen und sich gut zu fühlen.

- Tipp: Mindestens acht Gläser Wasser täglich sind ein gutes Ziel. Kräutertees können auch beruhigend wirken und sind eine willkommene Abwechslung.

Anpassungen und Achtsamkeit: Ein Schlüssel zum Erfolg

Langfristige Ernährungsumstellung: Ein schrittweiser Ansatz

Das Wichtigste, was Sie tun können, um sich an das Leben ohne Gallenblase anzupassen, ist, achtsam zu sein. Eine Ernährungsumstellung nach der Entfernung der Gallenblase ist kein Sprint, sondern eher ein Marathon. Nehmen Sie sich Zeit, beobachten Sie, wie Ihr Körper auf verschiedene Lebensmittel reagiert, und passen Sie Ihre Ernährung entsprechend an. Es ist auch eine gute Idee, ein Ernährungstagebuch zu führen, um festzuhalten, was gut funktioniert und was nicht.

Abschlussgedanken: Ein Fest ohne Fett?

Mit diesen Grundlagen sind Sie gut ausgestattet, um Ihre Ernährung erfolgreich an ein Leben ohne Gallenblase anzupassen. Sie werden vielleicht feststellen, dass Sie Ihre

Mahlzeiten nicht nur vertragen, sondern auch genießen können – ein Triumph in jedem Kapitel Ihrer neuen kulinarischen Reise!)))

Ernährungsplanung und -management

Ihr neuer Speiseplan: Kunstvoll, nicht kompliziert

Willkommen im Kapitel, das Ihr Küchenchaos in ein kunstvolles kulinarisches Erlebnis verwandelt! Leben ohne Gallenblase kann eine Herausforderung sein, aber mit ein wenig Planung wird es eher zu einem Abenteuer. Lassen Sie uns die Ärmel hochkrempeln und ein paar praktische Strategien entwickeln, die Ihre Mahlzeiten einfacher, gesünder und ja, sogar spaßiger machen.

Die Kunst des Fraktionierens: Kleinere Mahlzeiten

Da Ihr Körper jetzt anders mit Fetten umgeht, sind kleinere, häufigere Mahlzeiten der Weg zum Erfolg. Stellen Sie sich vor, Ihr Verdauungssystem ist ein kleines Lagerfeuer, das regelmäßig kleine Mengen Brennstoff braucht, um gleichmäßig zu brennen, anstatt mit einem großen Holzstapel überwältigt zu werden.
- Beispiel: Statt eines großen Abendessens könnten Sie zwei bis drei kleinere Portionen über den Abend verteilt genießen.

Tipps für die Mahlzeitenplanung:

- Regelmäßigkeit ist König: Regelmäßige Essenszeiten helfen Ihrem Verdauungssystem, einen rhythmischen Fluss zu

entwickeln. Es ist wie das Einstellen einer inneren Uhr, die Ihrem Körper sagt, wann es Zeit ist, sich auf die Verdauung vorzubereiten, was besonders ohne die Gallenspeicherfunktion der Gallenblase hilfreich ist.
- Gleichgewicht halten: Integrieren Sie eine ausgewogene Mischung aus Proteinen, Kohlenhydraten und leicht verdaulichen Fetten.

Intelligente Küchenhelfer: Ihre neuen besten Freunde

In Ihrer Küche zu arbeiten sollte kein täglicher Kampf sein. Es gibt zahlreiche Küchenhelfer, die Ihnen das Leben erleichtern können. Ein langsamer Kocher oder ein Instant Pot kann Wunder wirken, indem er Ihnen ermöglicht, nährstoffreiche Mahlzeiten ohne großen Aufwand zuzubereiten.

Must-Have Küchengeräte:

- Schongarer: Ideal für das langsame Garen von Gerichten, wodurch die Nährstoffe erhalten bleiben und die Speisen leichter verdaulich werden. Must-Have für alle, die es lieben, ihre Mahlzeiten vorzubereiten und den ganzen Tag über köstliche Aromen zu genießen.
- Mixer: Smoothies und Suppen sind hervorragend verträglich und leicht zu verdauen, perfekt für ein schnelles, nährstoffreiches Essen.
- Dampfgarer: Schonendes Garen von Gemüse und Fisch bewahrt Vitamine und macht die Speisen bekömmlicher.

Wie kann ein langsamer Kocher in der Ernährung einer Person ohne Gallenblase hilfreich sein?

Ein langsamer Kocher ermöglicht es, Speisen bei niedriger Temperatur zu garen, was dazu beiträgt, dass Fette leichter verdaulich werden und das Essen insgesamt bekömmlicher ist. Es ist wie ein Zauberer in der Küche, der langsam aber sicher ein köstliches, magenfreundliches Mahl zaubert.

Snacken ohne Sorgen

Snacks sind nicht nur erlaubt, sie sind empfohlen! Sie halten Ihren Energiestand aufrecht und verhindern, dass Ihr Magen in den Hungermodus schaltet, was zu Überessen führen kann. Wählen Sie Snacks, die reich an Ballaststoffen und Proteinen sind, um Sie satt zu halten.

Snack-Ideen:

- Gemüsesticks mit Hummus: Eine knusprige und cremige Kombination, die Ihren Magen und Ihren Gaumen zufriedenstellt.
- Griechischer Joghurt mit Beeren: Perfekt für eine schnelle, nahrhafte Zwischenmahlzeit.

Wie trägt ein ausgewogener Snack dazu bei, Verdauungsprobleme zu vermeiden?

Ein ausgewogener Snack liefert eine Mischung aus Kohlenhydraten, Proteinen und gesunden Fetten, was die Verdauung erleichtert und verhindert, dass der

Blutzuckerspiegel zu stark schwankt – es hält alles schön im Gleichgewicht.

Langfristig denken: Der Weg zur neuen Normalität

Nach der anfänglichen Anpassungsphase wird es Zeit, langfristige Gewohnheiten zu entwickeln.
Langfristiges Denken in der Mahlzeitenplanung hilft Ihnen, sich auf Veränderungen in der Verdauung einzustellen und Ernährungsgewohnheiten zu entwickeln, die dauerhaft unterstützend und nützlich sind. Es geht darum, die Kunst des Möglichen zu praktizieren – sich anzupassen und zu optimieren.

Welche Strategien können helfen, den Übergang zu einer neuen Ernährungsweise nach der Gallenblasenentfernung zu erleichtern?

- Langsam neue Lebensmittel einführen: So können Sie beobachten, wie Ihr Körper reagiert und entsprechend Anpassungen vornehmen.
- Ernährungstagebuch führen: Um Muster zu erkennen und zu verstehen, welche Lebensmittel gut vertragen werden.

Abschlussgedanken: Ein wohlgeordneter Bauch führt zu einem glücklichen Leben

Ernährungsplanung und -management sind keine einmaligen

Aufgaben, sondern ein fortlaufender Prozess. Mit den hier vorgestellten Strategien sind Sie gut ausgerüstet, um Ihre Mahlzeiten so zu gestalten, dass sie Ihrem Körper helfen, sich an ein Leben ohne Gallenblase anzupassen. Freuen Sie sich darauf, kreativ zu werden, Neues zu probieren und vor allem, jeden Bissen ohne Stress zu genießen.

Rezepte für ein gallenblasenfreies Leben

Ein kulinarisches Abenteuer ohne Gallenblase

Keine Gallenblase? Kein Problem! Dieses Kapitel führt Sie durch eine köstliche Palette von Rezepten, die speziell darauf ausgelegt sind, Ihrem Körper gutzutun und Ihren Gaumen zu erfreuen. Entdecken Sie, wie vielfältig und spannend Ihre Mahlzeiten ohne Gallenblase sein können.

Bei der Ernährung nach einer Gallenblasenentfernung gibt es bestimmte Lebensmittel, die generell vermieden werden sollten, und andere, deren Verträglichkeit individuell getestet werden muss. Hier ist eine Aufteilung dieser Kategorien:

Lebensmittel, die generell vermieden werden sollten:

Diese Lebensmittel können Verdauungsbeschwerden verursachen oder verschlimmern, da sie schwer verdaulich sind oder die Leber und den Verdauungstrakt belasten.

Frittierte Speisen: Alles, was in viel Öl gebraten wird, kann schwer verdaulich sein.

Sehr fetthaltiges Fleisch: Wurstwaren, Speck, fette Steaks und andere stark fetthaltige Fleischprodukte.

Vollfette Milchprodukte: Vollmilch, Sahne, fetter Käse und andere Milchprodukte mit hohem Fettgehalt.

Fast Food: Oft reich an Fett und Kalorien, schwer verdaulich.

Gewürzte und scharfe Lebensmittel: Können bei manchen Menschen Verdauungsprobleme verursachen.

Schokolade: Besonders die Sorten mit hohem Fettgehalt.

Gebäck und Butterkekse: Enthalten oft viel Fett und Zucker.

Fettreiche Saucen und Dressings: Wie Mayonnaise, Ranch-Dressing oder Sahnesaucen.

Lebensmittel, die fraglich sind und individuell getestet werden müssen:

Diese Lebensmittel können von einigen Personen gut vertragen werden, während andere darauf empfindlich reagieren könnten. Es empfiehlt sich, sie langsam und in kleinen Mengen zu testen.

Koffeinhaltige Getränke: Kaffee, schwarzer Tee und einige Softdrinks.

Hülsenfrüchte: Bohnen, Linsen und Erbsen können Blähungen verursachen, sind aber nahrhaft.

Bestimmtes Gemüse: Kohl, Brokkoli und Blumenkohl können Blähungen verursachen.

Zitrusfrüchte: Orangen, Grapefruits und andere können bei manchen Menschen Säureprobleme verursachen.

Nüsse: Hoch an Fett, aber es sind gesunde Fette; die Verträglichkeit kann variieren.

Vollkornprodukte: Während sie gesund sind, können sie bei

einigen Menschen Blähungen fördern.

Alkohol: Kann die Verdauung beeinträchtigen, insbesondere in größeren Mengen. Am besten – ganz weglassen.

Scharfe Gewürze: Während sie den Stoffwechsel anregen, können sie auch den Verdauungstrakt reizen.

Die individuelle Reaktion auf bestimmte Lebensmittel kann variieren, daher ist es ratsam, Änderungen in der Ernährung schrittweise vorzunehmen und die Reaktionen des Körpers sorgfältig zu beobachten. Ein Ernährungstagebuch kann hierbei sehr hilfreich sein, um festzustellen, welche Lebensmittel gut vertragen werden und welche besser gemieden werden sollten.

Frühstück – Der perfekte Start

Beginnen Sie Ihren Tag mit einem Lächeln und einem Frühstück, das Sie satt und zufrieden macht, ohne Ihr Verdauungssystem zu überfordern. Hier sind ein paar sanfte, aber köstliche Ideen:

Haferflocken-Beeren-Bowl
- Zutaten: Haferflocken, frische Beeren, Mandelmilch, ein Teelöffel Honig.
- Zubereitung: Die Haferflocken in der Mandelmilch kochen, bis sie weich sind. Frische Beeren und Honig hinzufügen und genießen.

Avocado-Ei-Toast
- Zutaten: Vollkornbrot, eine reife Avocado, ein pochiertes Ei, eine Prise Salz und Pfeffer.

- Zubereitung: Das Brot toasten, Avocado zerdrücken und darauf verteilen. Das pochierte Ei oben drauf setzen, mit Salz und Pfeffer würzen.

Bananen-Pfannkuchen

- Pfannkuchen aus zerdrückten Bananen, Eiern und einer Prise Zimt, serviert mit einem Klecks griechischem Joghurt.

Smoothie Bowl

- Ein Smoothie aus Spinat, gefrorenen Mangostücken, griechischem Joghurt und einem Schuss Mandelmilch, belegt mit geschnittenen Früchten und Chiasamen.

Omelett mit Gemüse

- Eier (½ Eigelb + 2 Eiweiß), gekocht mit Spinat, Tomaten und Pilzen, mit einer Seite von geröstetem Vollkornbrot.

Quark mit Honig und Nüssen

- Magerquark gemischt mit einem Teelöffel Honig und einer Handvoll gehackter Nüsse (nach Verträglichkeit).

Fruchtiger Joghurt mit Müsli

- Naturjoghurt gemischt mit einer Auswahl an frischen Früchten und einem Löffel Müsli für zusätzliche Textur.

Mittagessen – Leicht und lecker

Ein nahrhaftes Mittagessen, das nicht beschwert, kann Ihnen helfen, den Tag über produktiv und energiegeladen zu bleiben. Hier sind sieben Mittagsgerichte, die einfach, gesund und schmackhaft sind:

Quinoa-Salat mit Gemüse
- Gekochte Quinoa gemischt mit Kirschtomaten, Gurken, Paprika, gewürzt mit Olivenöl und Zitronensaft.

Hühnchen-Wrap
- Vollkorn-Wraps gefüllt mit gegrilltem Hühnchenstreifen, Römersalat und einem Klecks griechischem Joghurt.

Gegrillter Gemüse-Sandwich
- Gegrilltes Gemüse wie Zucchini, Paprika und Aubergine auf Vollkornbrot mit einer dünnen Schicht Hummus.

Thunfischsalat
- Thunfisch gemischt mit einer leichten Mayo, Sellerie, und Gurken, serviert auf einem Bett von gemischten Blattsalaten.

Reis mit gedünstetem Gemüse und Tofu
- Gebratener Tofu serviert mit einer Seite von gedämpftem Gemüse und braunem Reis.

Quinoa-Salat mit Gemüse
- Zutaten: Quinoa, Kirschtomaten, Gurken, Paprika, Olivenöl, Zitronensaft, Salz und Pfeffer.
- Zubereitung: Quinoa kochen und abkühlen lassen. Gemüse klein schneiden und mit Quinoa mischen. Mit Olivenöl, Zitronensaft, Salz und Pfeffer anrichten.

Hühnchen-Wrap
- Zutaten: Vollkorn-Wraps, gegrilltes Hühnchen, Römersalat, griechischer Joghurt.
- Zubereitung: Hühnchen in Streifen schneiden, auf den Wrap legen, mit Salat und einem Klecks griechischem Joghurt toppen.

Abendessen – Beruhigend und befriedigend

Am Ende des Tages ist ein beruhigendes, nahrhaftes Abendessen genau das Richtige, um den Tag abzurunden. Hier sind ein paar Ideen, die Ihre Geschmacksknospen und Ihren Magen glücklich machen:

Lachs mit Dill

- Zutaten: Lachsfilets, Dill, Zitronenscheiben, Olivenöl, Salz und wenig Pfeffer.
- Zubereitung: Lachs mit Olivenöl bestreichen, mit Dill, Salz und wenig Pfeffer würzen. Mit Zitronensaft wenig bespritzen und backen, bis der Fisch zart ist.

Kürbis-Suppe

- Zutaten: Kürbis, Zwiebeln, Gemüsebrühe, Kokosmilch, Salz, Pfeffer.
- Zubereitung: Kürbis und Zwiebeln anbraten, mit Brühe abdecken und kochen, bis alles weich ist. Pürieren, Kokosmilch hinzufügen, mit Salz und Pfeffer abschmecken.

Putenbrust mit Kräutern

- Im Ofen gebratene Putenbrust mit einer Kräutermarinade aus Rosmarin, Thymian und Knoblauch.

Ratatouille

- Traditionelles französisches Gericht aus geschmortem Gemüse wie Auberginen, Zucchini und Paprika, leicht gewürzt.

Spaghetti mit Zucchininudeln

- Zucchininudeln serviert mit einer leichten Tomatensauce und frischem Basilikum.

Vegetarische Paella
- Eine bunte Paella mit Safranreis, verschiedenen Gemüsesorten, aromatisiert mit einer Prise Safran.

Snacks – Einfach und gesund

Snacks sind wichtig, um den Hunger zwischen den Mahlzeiten zu stillen und den Energielevel aufrechtzuerhalten. Hier sind gesunde Snack-Ideen:

Apfelscheiben mit Erdnussbutter
- Knackige Apfelscheiben, leicht bestrichen mit Erdnussbutter.

Gekochte Edamame
- Leicht gesalzene Edamame, perfekt für einen proteinreichen, knackigen Snack.

Gurkenscheiben mit Tzatziki
- Frische Gurkenscheiben, die in kühlendes Tzatziki getaucht werden.

Blaubeeren und Walnüsse
  - Eine Schüssel frischer Blaubeeren gemischt mit einer Handvoll Walnüssen.

Ricotta und Honig auf Vollkorncrackern
- Cremiger Ricotta verteilt auf Vollkorncrackern, beträufelt mit ein wenig Honig.

Karottensticks mit Hummus
- Zutaten: Karotten, Hummus.

- Zubereitung: Karotten schälen und in Sticks schneiden. Mit Hummus als Dip servieren.

Mandel-Joghurt

- Zutaten: Naturjoghurt, Mandeln, ein bisschen Honig.
- Zubereitung: Joghurt mit Mandeln und Honig mischen für einen schnellen, nahrhaften Snack.

Mit diesen Rezepten sind Sie bestens gerüstet, um köstlich und gesund ohne Gallenblase zu essen. Guten Appetit!

Hier ist eine kurze Erklärung der Hauptzutaten, die in den vorgeschlagenen Rezepten verwendet wurden:

Frühstück

- Haferflocken: Reich an löslichen Ballaststoffen, die die Verdauung unterstützen und den Cholesterinspiegel regulieren können. Sehr empfohlen.
- Beeren: Niedrig im Fettgehalt und reich an Antioxidantien, zudem schonend für den Verdauungstrakt.
- Mandelmilch: Eine gute Alternative für Personen, die laktoseintolerant sind oder eine leichtere Option als Kuhmilch suchen.
- Avocado: Enthält vorwiegend gesunde, einfach ungesättigte Fette, die leichter zu verdauen sind.
- Eier: Eine ausgezeichnete Proteinquelle, sollten jedoch in Maßen genossen werden, besonders das Eigelb, das Fett enthält.

Mittagessen

- Quinoa: Glutenfrei und eine gute Quelle für Protein und Ballaststoffe, unterstützt die Verdauung.
- Gemüse wie Tomaten, Gurken, Paprika: Allgemein gut verträglich und reich an Nährstoffen bei niedrigem Fettgehalt.

- Hühnchen: Eine gute Quelle für mageres Protein, wichtig ist
eine fettarme Zubereitungsmethode (z.B. Grillen).

Abendessen
- Lachs: Reich an Omega-3-Fettsäuren, die
entzündungshemmend wirken und in der Regel gut vertragen
werden.
- Kürbis: Leicht verdaulich und reich an Ballaststoffen.
- Kokosmilch: Kann in Maßen verwendet werden, da sie reich
an mittelkettigen Triglyceriden ist, die leichter zu verdauen sind
als andere Fettarten.

Snacks
- Karotten und Hummus: Karotten sind ballaststoffreich und
niedrig im Fettgehalt, Hummus ist eine gute Proteinquelle,
allerdings sollte auf den Fettgehalt der Tahini und des Olivenöls
geachtet werden.
- Griechischer Joghurt: Proteinreich und enthält Probiotika, die
die Darmgesundheit unterstützen. Die fettarme Variante ist zu
bevorzugen.

Alle diese Lebensmittel sind allgemein als sicher für Personen
ohne Gallenblase angesehen, solange sie in angemessenen
Mengen konsumiert werden und die Zubereitung auf eine
Weise erfolgt, die zusätzliche Fette minimiert. Es ist jedoch
wichtig, dass jede Person individuell beobachtet, wie ihr Körper
auf bestimmte Lebensmittel reagiert, da die Verträglichkeit
variieren kann. Bei Unsicherheiten oder spezifischen
Beschwerden sollte immer ein Arzt oder Ernährungsberater
konsultiert werden.

Abschlussgedanken: Essen soll Spaß machen!

Das Leben ohne Gallenblase bedeutet nicht das Ende kulinarischer Genüsse. Mit den richtigen Rezepten und ein wenig Kreativität können Sie weiterhin köstliche, gesunde Mahlzeiten genießen, die gut für Ihren Körper sind. Guten Appetit!

Anpassung des Lebensstils

Mehr als nur Mahlzeiten: Lebensstiländerungen für ein Leben ohne Gallenblase

Wer sagt, dass nach der Entfernung der Gallenblase alles nur noch ums Essen geht? Ein umfassender Lebensstilansatz kann Ihnen helfen, die Herausforderungen, die mit dem Leben ohne dieses kleine Organ einhergehen, besser zu meistern. In diesem Kapitel werfen wir einen Blick darauf, wie Sie Ihr tägliches Leben anpassen können, um Beschwerden zu minimieren und Ihre Lebensqualität zu maximieren.

Schritt für Schritt: Die Bedeutung von regelmäßiger Bewegung

Bewegung ist nicht nur gut für Ihre Taille, sondern auch für Ihre Verdauung. Ein aktiver Lebensstil fördert die Darmtätigkeit und hilft Ihrem Körper, effizienter zu arbeiten.

Bewegungstipps:
- *Spaziergänge nach dem Essen:* Ein leichter Spaziergang nach den Mahlzeiten kann die Verdauung anregen und Völlegefühl lindern.
- *Regelmäßiges Cardio-Training*: Ob Joggen, Schwimmen oder Radfahren – wählen Sie eine Aktivität, die Ihnen Spaß macht und halten Sie sich daran.

- *Yoga und Dehnübungen:* Diese können besonders hilfreich sein, um Stress abzubauen, der auch Ihre Verdauung beeinflussen kann.

Ohne Gallenblase kann die Verdauung von Fetten eine Herausforderung sein. Regelmäßige Bewegung hilft, den Stoffwechsel anzukurbeln und die Darmtätigkeit zu fördern, was wiederum dazu beiträgt, Verdauungsbeschwerden wie Blähungen und Verstopfung zu verringern. Denken Sie daran wie an ein gut geöltes Rädchen in einer Maschine – je besser es läuft, desto weniger Probleme gibt es.

Stressmanagement: Entspannen Sie sich, Ihr Bauch wird es Ihnen danken

Stress kann die Verdauung verlangsamen oder sogar zum Stillstand bringen, was zu einer Reihe von Unannehmlichkeiten führt.
Techniken wie Meditation, tiefes Atmen und regelmäßige Pausen während des Tages können helfen, den Stresspegel zu senken und die Verdauungsfunktion zu verbessern. Es ist, als würden Sie Ihrem Verdauungssystem eine kleine Erholungspause gönnen.

Entspannungstechniken:
- *Meditation:* Nur wenige Minuten täglich können helfen, den Geist zu beruhigen und den Körper zu entspannen.
- *Tiefenatmung:* Übungen können helfen, das Nervensystem zu beruhigen und die Verdauung zu fördern.
- *Hobbys:* Engagieren Sie sich in Aktivitäten, die Ihnen Freude bereiten und Sie geistig entspannen.

Schlaf: Die unterschätzte Superkraft

Ein guter Nachtschlaf ist für jeden wichtig, aber wenn Sie ohne Gallenblase leben, wird Schlaf noch wichtiger. Schlaf ist essentiell für die Regeneration des Körpers und die Stabilisierung des Verdauungssystems. Ein Mangel an Schlaf kann das hormonelle Gleichgewicht stören, was wiederum die Verdauung negativ beeinflussen kann. Guter Schlaf sorgt für ein gut eingestelltes Verdauungssystem, quasi wie ein Reset-Knopf.

Schlafhygiene-Tipps:
- *Regelmäßige Schlafenszeiten:* Gehen Sie jeden Abend zur selben Zeit ins Bett und stehen Sie zur selben Zeit auf.
- *Schlafumgebung optimieren:* Sorgen Sie für eine ruhige, dunkle und kühle Umgebung in Ihrem Schlafzimmer.
- *Elektronik meiden:* Schalten Sie Bildschirme mindestens eine Stunde vor dem Schlafengehen aus.

Hydration: Das A und O

Wasser ist ein wesentlicher Bestandteil jeder Diät, besonders aber für Menschen ohne Gallenblase. Es hilft, Nährstoffe zu transportieren, Abfallstoffe zu spülen, Verdauungsenzyme zu verdünnen und den Darm gesund zu halten.
Denken Sie an Wasser als das Schmiermittel, das alles am Laufen hält.

Tipps zur Flüssigkeitsaufnahme:
- Wasserziel setzen: Trinken Sie täglich mindestens acht Gläser Wasser. Das kann variieren, abhängig von der Körpergröße, dem Aktivitätslevel und dem Klima, in dem man lebt.

- Wasserreiches Obst und Gemüse: Integrieren Sie Lebensmittel wie Wassermelone, Gurken und Orangen in Ihre Ernährung.

Langfristige Anpassungen: Ein Leben in Balance

Langfristige Anpassungen können eine dauerhafte Umstellung der Ernährungsgewohnheiten, regelmäßige körperliche Aktivität und fortlaufendes Stressmanagement umfassen.
Mit der Zeit werden Sie lernen, was für Ihren Körper am besten funktioniert. Die Anpassung Ihres Lebensstils an Ihr Leben ohne Gallenblase ist ein fortlaufender Prozess, der Geduld und Aufmerksamkeit erfordert.
Diese Änderungen helfen nicht nur, die Verdauung zu verbessern, sondern auch das allgemeine Wohlbefinden zu steigern, was zu einem energiereicheren und zufriedeneren Leben führt.

Abschlussgedanken: Ein Leben voller Möglichkeiten

Auch ohne Gallenblase können Sie ein voll und ganz zufriedenstellendes Leben führen. Mit den richtigen Anpassungen in Ernährung, Bewegung und Lebensgewohnheiten können Sie nicht nur gut leben, sondern ausgezeichnet leben. Nehmen Sie sich die Zeit, die Signale Ihres Körpers zu verstehen und passen Sie Ihre Routine entsprechend an. Ihr Körper und Ihr Wohlbefinden werden es Ihnen danken. Bleiben Sie aktiv, entspannt und hydratisiert, und genießen Sie jeden neuen Tag als Chance, sich selbst ein wenig besser zu fühlen.

Umgang mit Herausforderungen und Beschwerden

Navigieren im neuen Normal: Verdauung ohne Gallenblase

Das Leben ohne Gallenblase ist ein bisschen wie das Fahren ohne Rückspiegel: Man muss sich ein wenig anders orientieren, aber mit etwas Übung bekommt man den Dreh raus. In diesem Kapitel besprechen wir, wie Sie die gängigsten Herausforderungen und Beschwerden meistern können, die nach der Entfernung der Gallenblase auftreten können.

Häufige Probleme und ihre cleveren Lösungen

Nachdem Sie sich von Ihrer Gallenblase verabschiedet haben, könnten einige neue Gäste auf der Party Ihrer Verdauung auftauchen. Hier ist, wie Sie sie höflich zur Tür begleiten:

Verdauungsstörungen und Blähungen

- Cleverer Tipp: Essen Sie kleinere Mahlzeiten und integrieren Sie eine gute Mischung aus Ballaststoffen in Ihre Ernährung. Denken Sie daran, langsam zu essen und gut zu kauen – Ihr Magen hat keine Zähne!

Durchfall

- Cleverer Tipp: Vermeiden Sie sehr fettige oder scharfe Speisen. Halten Sie sich an leicht verdauliche Lebensmittel und probieren Sie lösliche Ballaststoffe und leicht verdauliche

Lebensmittel wie Toast, Bananen und Reis, die helfen können, die Dinge zu binden. Manchmal braucht es einfach ein wenig mehr "Klebstoff" im System.

Verstopfung

- Cleverer Tipp: Trinken Sie viel Wasser und bewegen Sie sich regelmäßig. Wasser, eine diätfaserreiche Ernährung und Bewegung sind wie das dynamische Duo, das Verstopfung bekämpft – besser als jeder Superheldenfilm!

Gallensteine

Selbst nach einer Gallenblasenentfernung können sich in den Gallengängen, die von der Leber zum Dünndarm führen, noch Gallensteine bilden. Dies geschieht, wenn die Galle Substanzen enthält, die ausfallen und Kristalle bilden können.
- Cleverer Tipp: Bleiben Sie bei einer ausgewogenen Ernährung und halten Sie regelmäßige Kontrolltermine mit Ihrem Arzt ein. Es ist wie eine Instandhaltung Ihres Autos; manchmal braucht es eine kleine Tuning-Arbeit.

Wann sollten Sie einen Arzt aufsuchen?

Manchmal sind die Herausforderungen ein bisschen zu groß, um sie alleine zu bewältigen. Hier sind einige Szenarien, in denen ein Besuch beim Arzt eine gute Idee ist:

- Anhaltender, schwerer Bauchschmerz: Wenn Ihr Bauch mehr
brüllt als Ihr Hund, wenn der Postbote kommt.
- Ungewöhnliche Veränderungen im Stuhlgang: Wenn Ihre
Toilettenbesuche mehr Plot-Twists haben als eine Seifenoper.
- Gelbfärbung der Haut oder der Augen: Kein neuer Make-up-
Trend, sondern ein Grund zur Sorge.
- Ungeklärter Gewichtsverlust: Wenn Ihre Waage plötzlich
freundlicher wird, ohne dass Sie es versucht haben.

Langfristige Gesundheit und Wellness

Die langfristige Betreuung Ihrer Verdauungsgesundheit ohne
Gallenblase ist wie die Pflege eines Gartens: Es braucht Zeit,
Aufmerksamkeit und die richtigen Werkzeuge. Mit den
richtigen Gewohnheiten und regelmäßigen Check-ups können
Sie sicherstellen, dass Ihr Verdauungssystem so reibungslos wie
möglich funktioniert.

Abschlussgedanken: Ein Hoch auf Ihr neues Leben!

Auch ohne Gallenblase können Sie ein gesundes, aktives Leben
führen. Es geht darum, auf Ihren Körper zu hören und mit den
Herausforderungen, die kommen, klug umzugehen. Also rüsten
Sie sich mit Wissen aus, bleiben Sie positiv und erinnern Sie sich
daran, dass jeder Tag eine neue Möglichkeit bietet, sich gut zu
fühlen und gut zu leben!

Langfristige Gesundheit und Wellness

Dauerhafte Strategien für ein Leben ohne Gallenblase

Nachdem Sie die Grundlagen gemeistert haben, wie man die unmittelbaren Verdauungsbeschwerden nach einer Gallenblasenentfernung handhabt, ist es Zeit, den Blick nach vorne zu richten. In diesem Kapitel konzentrieren wir uns auf langfristige Gesundheits- und Wellnessstrategien, die Ihnen helfen, ohne Ihre Gallenblase nicht nur zu überleben, sondern zu gedeihen.

Ernährung: Eine Lebenslange Liaison

Ihre Ernährung spielt eine entscheidende Rolle dabei, wie gut Sie sich ohne Gallenblase fühlen. Hier sind ein paar goldene Regeln, die Sie langfristig beachten sollten:

Fett mit Bedacht wählen:
  - Bevorzugen Sie ungesättigte Fette aus Quellen wie Fisch, Nüssen und Olivenöl. Denken Sie daran, Ihre Fette so zu wählen, wie Sie Ihre Freunde auswählen – sorgfältig und mit Blick auf Qualität!

Ballaststoffe sind Ihre Freunde:
  - Integrieren Sie eine Vielfalt von ballaststoffreichen Lebensmitteln in Ihre Ernährung, um die Verdauung zu

unterstützen. Ballaststoffe sind wie die netten Nachbarn, die immer da sind, um Ihnen zu helfen, wenn Ihr Verdauungssystem Unterstützung braucht.

Verarbeitete Lebensmittel minimieren:
  - Reduzieren Sie den Verzehr von stark verarbeiteten Lebensmitteln, da diese oft mit ungesunden Fetten und Zusatzstoffen beladen sind. Betrachten Sie verarbeitete Lebensmittel wie die E-Mails im Spam-Ordner – meistens nicht gut für Sie!

Fitness: Bleiben Sie in Bewegung

Regelmäßige Bewegung ist nicht nur gut für Ihr Herz und Ihre Muskeln, sondern auch für Ihre Verdauung. Hier sind einige Tipps, wie Sie aktiv bleiben können:

- Finden Sie eine Aktivität, die Ihnen Spaß macht: - Ob Tanzen, Wandern oder Schwimmen, die Hauptsache ist, dass Sie Spaß daran haben. Es ist wie bei einer Lieblingsserie – wenn es Spaß macht, bleiben Sie dran!

- Setzen Sie realistische Ziele: - Starten Sie mit erreichbaren Zielen und steigern Sie langsam die Intensität und Dauer Ihrer Workouts. Es ist kein Marathon, es sei denn, es ist tatsächlich ein Marathon!

Stressbewältigung: Ein Schlüssel zum Wohlbefinden

Stress kann Ihre Verdauung direkt beeinflussen, daher ist es

wichtig, effektive Stressbewältigungsstrategien zu entwickeln:
- Meditation und Achtsamkeit: - Nehmen Sie sich täglich Zeit
für Meditation oder achtsame Momente. Stellen Sie sich vor,
dies sei wie das Aufladen Ihres Smartphones – es muss
regelmäßig gemacht werden, damit es funktioniert.

- Hobbys und Interessen nachgehen: - Engagieren Sie sich in
Aktivitäten, die Ihnen Freude bereiten und Sie geistig
stimulieren. Es ist wie Urlaub für Ihren Geist!

Langfristige medizinische Betreuung

- Regelmäßige Check-ups
 - Besuchen Sie regelmäßig Ihren Arzt, um sicherzustellen, dass
alles in bester Ordnung ist. Behandeln Sie diese Termine wie
das regelmäßige Update Ihres Betriebssystems – notwendig, um
reibungslos zu funktionieren.

Abschlussgedanken: Ihr Weg zur Wellness

Langfristige Gesundheit und Wellness sind ein fortlaufendes
Engagement, ähnlich wie eine gute Ehe. Es erfordert
Aufmerksamkeit, Pflege und die Bereitschaft, sich anzupassen,
wenn sich die Umstände ändern. Mit den richtigen Strategien
können Sie ein erfülltes und gesundes Leben führen, auch ohne
Gallenblase. Freuen Sie sich darauf, sich jeden Tag aufs Neue
für Ihr Wohlbefinden einzusetzen!

Ein Spiegelbild Ihrer Reise

Auf Wiedersehen, aber nicht für immer

Sie haben es geschafft – fast am Ende dieses Wegweisers durch Ihr Leben ohne Gallenblase angekommen! Bevor wir die Servietten falten und den Tisch abräumen, lassen Sie uns einen Moment nehmen, um auf die Reise zurückzublicken und nach vorn zu schauen.

Dies ist kein Abschied, sondern ein frohes "Bis bald", da Sie nun mit den Werkzeugen ausgestattet sind, um Ihre täglichen Herausforderungen zu meistern.

Die Essenz der Veränderung: Erkenntnisse und Fortschritte

Durch das Navigieren in diesem Buch haben Sie nicht nur gelernt, wie man Verdauungsbeschwerden handhabt oder welche Lebensmittel Ihren neuen Bedürfnissen entsprechen, sondern auch, wie wichtig es ist, auf Ihren Körper zu hören. Sie haben Strategien entwickelt, die weit über die Ernährung hinausgehen – von Fitnessroutinen bis hin zu Stressmanagementtechniken.

Denken Sie daran, dass jede Mahlzeit, jede Aktivität und jede ruhige Minute dazu beitragen, Ihr Wohlbefinden zu formen. Sie sind der Künstler Ihres eigenen Lebens, und Ihr Körper ist die Leinwand. Malen Sie weise und mit Freude!

Ein Blick nach vorn: Stetiges Wachstum und kontinuierliches Lernen

Ihr Leben ohne Gallenblase ist ein lebendiges Beispiel dafür, dass Anpassung und Wachstum Hand in Hand gehen. Sie werden weiterhin lernen, was für Sie am besten funktioniert, und es wird Tage geben, an denen alles perfekt läuft, sowie andere, an denen Sie sich fragen, ob Sie den richtigen Pinselstrich gesetzt haben. Das ist völlig normal und Teil des Prozesses.

Behalten Sie folgendes im Hinterkopf:

- Seien Sie geduldig mit sich selbst: Jede Veränderung braucht Zeit, und der Körper ist keine Ausnahme.
- Bleiben Sie neugierig: Neue Forschungen und Erkenntnisse können Ihnen helfen, Ihre Strategien weiter zu verfeinern.
- Unterstützung suchen: Sie sind nicht allein auf dieser Reise. Nutzen Sie die Unterstützung von Ärzten, Ernährungsberatern und unterstützenden Gemeinschaften.

Ein Toast auf Sie!

Zum Abschluss ein Toast auf Sie – auf Ihre Gesundheit, Ihren Mut und Ihre Entschlossenheit. Sie haben sich an eine neue Lebensweise angepasst, sind Herausforderungen mutig begegnet und haben unterwegs gelernt und gelacht. Möge jedes neue Kapitel in Ihrem Leben reich an Freude und frei von Verdauungssorgen sein!

Mit den richtigen Werkzeugen und einem Hauch von Humor
gibt es nichts, was Sie nicht meistern können. Also heben wir
das Glas (gefüllt mit verdauungsfreundlichem Getränk,
natürlich) und sagen "Prost" auf Ihr unglaubliches Abenteuer.
Auf Ihr Wohl!

Hilfreiche Ressourcen und Werkzeuge

Glossar medizinischer und ernährungsspezifischer Begriffe

Um Ihnen das Verständnis einiger spezifischer Begriffe zu erleichtern, die in diesem Buch verwendet wurden, folgt ein kurzes Glossar:

Cholezystektomie: Medizinischer Fachausdruck für die chirurgische Entfernung der Gallenblase.

Ungesättigte Fette: Fette, die bei Raumtemperatur flüssig bleiben und aus Quellen wie Pflanzenölen und Fischen stammen. Sie sind bekannt für ihre positive Wirkung auf die Herzgesundheit.

Ballaststoffe: Nahrungsbestandteile, die vom menschlichen Verdauungsenzym nicht abgebaut werden können. Sie helfen, das Verdauungssystem gesund zu halten.

Galle: Eine von der Leber produzierte Flüssigkeit, die hilft, Fette im Dünndarm zu verdauen.

Empfohlene Literatur

Für diejenigen, die tiefer in spezifische Themen eintauchen möchten, sind hier einige Bücher aufgelistet:

- "Gut: The Inside Story of Our Body's Most Underrated Organ" von Giulia Enders – Ein leicht verständliches und humorvolles Buch über die Funktion des Verdauungssystems.

- "The Complete Low-FODMAP Diet" von Sue Shepherd und Peter Gibson – Ein nützlicher Ratgeber für diejenigen, die mit Verdauungsstörungen kämpfen.

- "Gallenblase ade! – Gesund leben ohne Gallenblase" von Michaela Döll: Dieses Buch bietet einen umfassenden Ratgeber zu den notwendigen Lebensstil- und Ernährungsanpassungen nach der Gallenblasenentfernung.

- "Die Gallenblasen-Diät: Ernährung bei Gallenproblemen" von Clara Schmidt: Hier finden Leser praktische Ernährungstipps und Rezepte, die speziell auf die Bedürfnisse nach einer Gallenblasenentfernung zugeschnitten sind.

- "Ernährung ohne Gallenblase – mehr Wohlbefinden durch die richtige Diät" von Anna Iburg: Ein praktischer Leitfaden für alle, die nach der Operation ihre Ernährung umstellen müssen, mit vielen leckeren Rezepten.

Nützliche Online-Ressourcen

Mayo Clinic (www.mayoclinic.org): Eine umfassende Quelle für Patienteninformationen zu einer Vielzahl von Gesundheitsthemen, einschließlich der Pflege nach einer Gallenblasenentfernung.
National Institutes of Health (www.nih.gov): Bietet fundierte Forschungsinformationen zu vielen Gesundheitsbedingungen und deren Management.
NetDoktor.de (www.netdoktor.de): Bietet umfassende Informationen zu Gesundheitsbedingungen, einschließlich Empfehlungen für Menschen ohne Gallenblase.
Apotheken Umschau (www.apotheken-umschau.de): Eine zuverlässige Quelle für gesundheitsbezogene Artikel, die auch Themen rund um die Verdauung und spezielle Diäten abdecken.
Deutsche Gesellschaft für Gastroenterologie, Verdauungs- und Stoffwechselkrankheiten (www.dgvs.de): Bietet Informationen und Leitlinien zur Behandlung und Ernährung bei Verdauungsstörungen.

Unterstützende Gemeinschaften

- Online-Foren und Support-Gruppen: Plattformen wie HealthUnlocked oder Reddit bieten Foren, in denen Menschen ihre Erfahrungen austauschen und Unterstützung finden können.

Nützliche Apps

MyFitnessPal: Eine App zur Überwachung Ihrer Ernährung und zur Anpassung Ihrer Mahlzeiten an Ihre spezifischen Verdauungsbedürfnisse.

Headspace: Bietet geführte Meditationen, die beim Stressmanagement helfen können, was besonders nützlich für Personen mit Verdauungsproblemen ist.

Yazio: Eine beliebte deutsche App zur Kalorienzählung und Ernährungsplanung, die hilft, die tägliche Nahrungsaufnahme entsprechend der gesundheitlichen Bedürfnisse zu steuern.

7Mind: Eine deutschsprachige App für Meditation und Achtsamkeit, ideal um Stress zu bewältigen, was für Menschen ohne Gallenblase besonders wichtig ist.

FAQ oder häufig gestellte Fragen

❋ Wie lange dauert die Erholung nach einer Gallenblasenentfernung?

Die Erholungszeit nach einer Gallenblasenentfernung kann variieren, typischerweise dauert es etwa eine Woche, bis man alltägliche Aktivitäten wieder aufnehmen kann, und bis zu sechs Wochen, um sich vollständig zu erholen und alle Aktivitäten ohne Einschränkungen durchführen zu können.

❋ Welche Symptome sind nach einer Gallenblasenentfernung normal?

Übliche Symptome nach der Operation können Schmerzen im Operationsbereich, leichte Übelkeit, Verdauungsbeschwerden wie Blähungen und Veränderungen im Stuhlgang umfassen. Diese Symptome sollten mit der Zeit nachlassen.

❋ Können nach einer Gallenblasenentfernung noch Gallensteine auftreten?

Obwohl die Gallenblase entfernt wird, können in seltenen Fällen Gallensteine in den verbleibenden Gallengängen entstehen. Dies wird als Choledocholithiasis bezeichnet.

❋ Wie ändert sich die Verdauung langfristig ohne Gallenblase?

Ohne Gallenblase wird die Galle direkt von der Leber in den Darm geleitet, was die Verdauung von Fetten beeinflussen kann. Manche Menschen erleben eine erhöhte Frequenz von Stuhlgängen oder Fettstühle, da die Galle nicht mehr gespeichert und konzentriert wird.

✤ **Gibt es Lebensmittel, die ich nach einer Gallenblasenentfernung komplett meiden sollte?**
Es wird allgemein empfohlen, sehr fettige, frittierte Speisen und stark gewürzte Lebensmittel zu meiden, da diese die Verdauungsbeschwerden verschlimmern können.

✤ **Wie kann ich Verdauungsstörungen nach dem Essen vermeiden?**
Langsam essen, kleinere Mahlzeiten über den Tag verteilen, und fettarme, leicht verdauliche Lebensmittel bevorzugen, kann helfen, Verdauungsstörungen zu minimieren.

✤ **Welche Rolle spielen Fette in der Ernährung nach einer Gallenblasenentfernung?**
Fette sind weiterhin ein wichtiger Teil der Ernährung, allerdings ist es vorteilhaft, leicht verdauliche, ungesättigte Fette zu wählen und den Gesamtfettverbrauch zu moderieren, um die Verdauung zu erleichtern.

✤ **Kann ich nach einer Gallenblasenentfernung noch Alkohol trinken?**
Alkohol sollte in Maßen konsumiert werden, da er die Leber belasten und die Verdauung stören kann. Es ist ratsam, mit Ihrem Arzt zu sprechen, um spezifische Empfehlungen basierend auf Ihrer individuellen Gesundheit zu erhalten.

✤ **Was sind die Risiken einer Gallenblasenentfernung?**
Zu den Risiken gehören Infektionen, Blutungen, Verletzungen der umliegenden Organe und in seltenen Fällen Probleme mit den Gallengängen.

✤ **Wie schnell kann ich nach der Operation wieder normal essen?**
Nach einer Gallenblasenentfernung können die meisten

Patienten innerhalb von 24 Stunden zu einer leichten, fettarmen Ernährung zurückkehren. Der vollständige Übergang zu einer normalen Ernährung sollte schrittweise über einige Wochen erfolgen, wobei besonders fetthaltige, scharfe oder schwer verdauliche Lebensmittel zunächst vermieden werden sollten.

✤ Welche langfristigen Ernährungsänderungen sind empfehlenswert?

Langfristig wird eine ausgewogene, fettarme Ernährung empfohlen, die reich an Ballaststoffen, Gemüse, Früchten und Vollkornprodukten ist. Ungesättigte Fette aus Quellen wie Fisch, Nüssen und Pflanzenölen sollten bevorzugt werden.

✤ Wie wirkt sich das Fehlen der Gallenblase auf die Aufnahme von Vitaminen und Mineralien aus?

Das Fehlen der Gallenblase kann die Fähigkeit, Fette und fettlösliche Vitamine (A, D, E, K) zu verdauen und zu absorbieren, beeinträchtigen. Es kann hilfreich sein, die Aufnahme dieser Vitamine unter ärztlicher Aufsicht zu überwachen und gegebenenfalls mit Nahrungsergänzungsmitteln zu unterstützen.

✤ Kann das Fehlen der Gallenblase Gewichtsveränderungen verursachen?

Einige Personen erfahren nach der Operation einen Gewichtsverlust, da sie ihre Ernährungsgewohnheiten ändern, während andere möglicherweise Gewicht zunehmen, da sie sich von der Operation erholen und weniger aktiv sind. Eine ausgewogene Ernährung und regelmäßige Bewegung sind wichtig.

✤ Wie kann ich emotionale oder psychologische Herausforderungen nach der Operation bewältigen?

Unterstützung durch Familie, Freunde oder professionelle

Beratung kann entscheidend sein. Techniken zur
Stressbewältigung wie Meditation, Yoga und ausreichend
Schlaf sind ebenfalls hilfreich.

**✵ Sind sportliche Aktivitäten oder bestimmte körperliche
Übungen nach einer Gallenblasenentfernung eingeschränkt?**
Normalerweise können die meisten Menschen innerhalb
weniger Wochen nach der Operation wieder zu ihren normalen
Aktivitäten zurückkehren. Es wird empfohlen, schwere
Hebearbeiten und intensive sportliche Aktivitäten bis zur
vollständigen Genesung zu vermeiden.

**✵ Wie gehe ich mit wiederkehrenden Schmerzen nach der
Gallenblasenentfernung um?**
Wiederkehrende Schmerzen sollten ernst genommen werden
und ärztlich abgeklärt werden, da sie auf Komplikationen wie
beispielsweise Gallengangs Probleme hinweisen könnten.

**✵ Gibt es spezielle Vorsichtsmaßnahmen für medizinische
Untersuchungen oder weitere Operationen?**
Informieren Sie medizinisches Personal stets über Ihre fehlende
Gallenblase, da dies die Auswahl von Diagnoseverfahren oder
die Vorbereitung auf weitere Operationen beeinflussen kann.

**✵ Wie finde ich einen Ernährungsberater oder Arzt, der
Erfahrung mit Patienten ohne Gallenblase hat?**
Fragen Sie Ihren Hausarzt nach einer Empfehlung oder suchen
Sie nach Spezialisten mit Erfahrung in der postoperativen
Betreuung von Cholezystektomie-Patienten.

**✵ Wie kann ich meine Familie und Freunde über meine
Situation aufklären?**
Offene Gespräche über Ihre Bedürfnisse und die
Veränderungen, die Sie durchmachen, sind entscheidend.

Informieren Sie sie über Ihre Ernährungsbeschränkungen und wie sie unterstützen können, besonders bei gemeinsamen Mahlzeiten oder Veranstaltungen.

Schlusswort

Dieser Anhang soll Ihnen als Brücke dienen, um die Informationen, die Sie in diesem Buch gefunden haben, praktisch umzusetzen und weiterführend zu vertiefen. Nutzen Sie diese Ressourcen, um Ihren Weg zu einem gesunden Leben ohne Gallenblase zu unterstützen und zu bereichern.

Das Leben ohne Gallenblase kann zu vielen neuen Einsichten und manchmal sogar zu humorvollen Momenten führen. Hier sind paar *Anekdoten,* die das Erlebnis auflockern und vielleicht ein Lächeln hervorrufen:

Der verschwundene Schmerz
- Eine Dame erzählte bei einem Familientreffen stolz, dass sie nach der Entfernung ihrer Gallenblase nie wieder Schmerzen hatte. "Es ist fantastisch", sagte sie, "aber jetzt muss ich einen neuen Grund finden, um der Familienküche zu entkommen!"

Das erste Mal am Buffet
- Beim ersten Besuch eines Buffets nach ihrer Operation füllte eine Frau ihren Teller und sagte: "Ich fühle mich wie eine Detektivin, die nach verstecktem Fett sucht. Jeder Bissen ist ein potenzieller Fall!"

Der neue Superheld
- Ein kleiner Junge erklärte seiner Klasse nach der Operation seiner Mutter: „Meine Mama hat jetzt Superkräfte! Sie kann ohne Gallenblase leben und sagt, sie hat jetzt mehr Platz für Eis."

Versteckspiel mit Gewürzen
- Eine leidenschaftliche Köchin bemerkte nach ihrer Gallenblasenentfernung: „Ich habe angefangen, Gewürze in meiner Küche wie geheime Schätze zu verstecken. Jeder Besuch dort ist jetzt eine Schatzsuche nach dem mildesten Paprika!"

Die Wiederentdeckung der Suppe

- Ein älterer Herr, der vor seiner Operation nie Suppe mochte, sagte: „Ich habe eine neue Leidenschaft für Suppen entwickelt. Sie sind wie sanfte Umarmungen für meinen Magen, und ich frage mich, wo sie mein ganzes Leben lang waren."

Das unerwartete Lob

- Nachdem eine Frau erfolgreich ihre Ernährung umgestellt hatte, lobte sie ihr Arzt: „Sie haben das wirklich gut gemacht." Daraufhin antwortete sie: „Ich hatte einen tollen Lehrer – meinen Körper!"

Das Geheimnis des erfolgreichen Einkaufens

- „Einkaufen gehen ist wie ein neues Videospiel", erklärte ein Patient lachend. „Ich lese jedes Etikett so gründlich, als ob ich Geheimcodes knacken würde, um zum nächsten Level zu gelangen."

Der mysteriöse Fall des verschwundenen Schokoriegels

- Eine Frau erzählte lachend, wie sie einmal ihren Lieblingsschokoriegel aus den Augen verlor, weil sie wusste, dass sie ihn nicht essen sollte. „Ich habe ihn im Kühlschrank versteckt und dann komplett vergessen. Es war wie ein unfreiwilliges Versteckspiel zwischen mir und der Schokolade!"

Die neue Definition von 'Happy Hour'

- „Happy Hour hat für mich eine ganz neue Bedeutung bekommen", sagte ein Mann. „Statt Cocktails mixe ich jetzt Ingwer-Tees. Sie sind magisch für den Magen und haben keine Nebenwirkungen am nächsten Morgen!"

Tagebuch